LA

GOUTTE ARTICULAIRE

SA CAUSE ESSENTIELLE ou PATHOGÉNIQUE,

SES CAUSES PRÉDISPOSANTES ET OCCASIONNELLES;

SON TRAITEMENT.

PAR

le Docteur NIVELET, père, de Commercy.

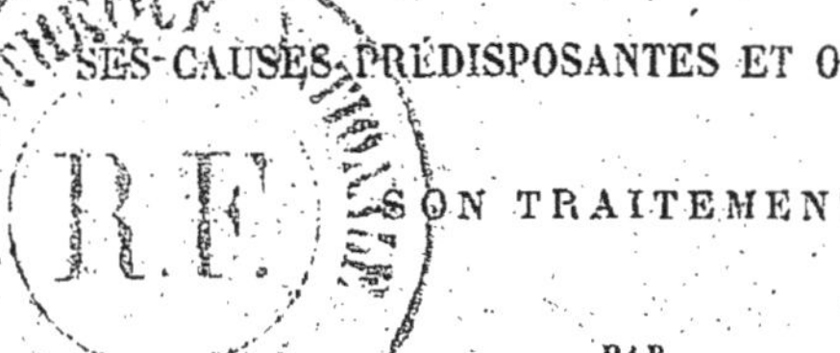

....Goutte bien tracassée
Est, dit-on, à demi pansée.
LA FONTAINE.

Remedium in motu.
CADOGAN.

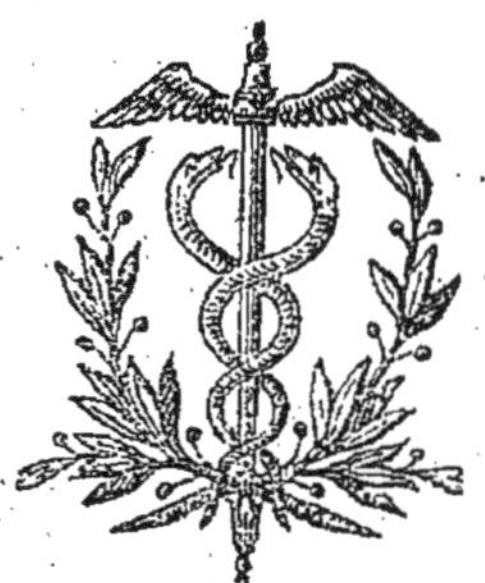

PRIX : 1 FR. 50

A COMMERCY, CHEZ L'AUTEUR

ET CHEZ CH. CABASSE, IMPRIMEUR-LIBRAIRE

— 1877 —

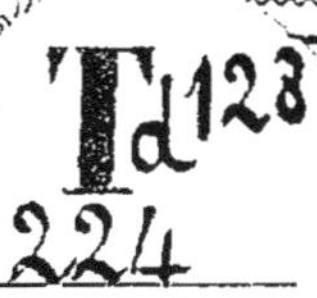

LA

GOUTTE ARTICULAIRE

SA CAUSE ESSENTIELLE ou PATHOGÉNIQUE,

SES CAUSES PRÉDISPOSANTES ET OCCASIONNELLES ;

PAR

le Docteur NIVELET, père, de Commercy.

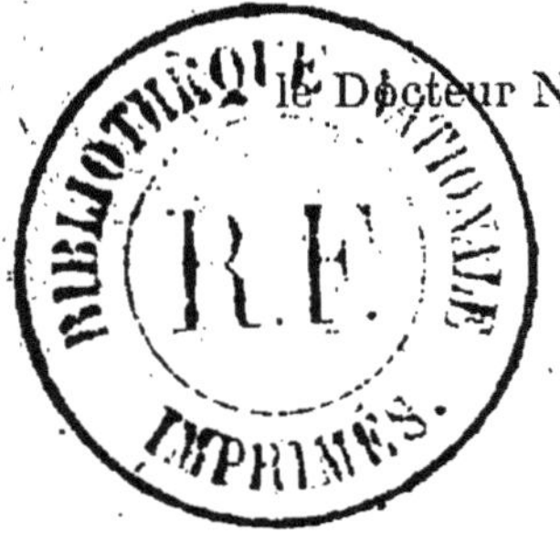

....Goutte bien tracassée
Est, dit-on, à demi pansée.

LA FONTAINE.

Remedium in motu.

CADOGAN.

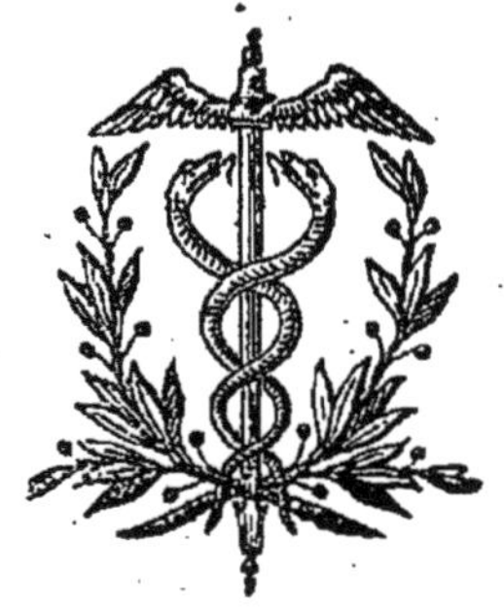

PRIX : 1 FR. 50

A COMMERCY, CHEZ L'AUTEUR

ET CHEZ CH. CABASSE, IMPRIMEUR-LIBRAIRE

— 1877 —

COMMERCY, IMPR. DE CH. CABASSE.

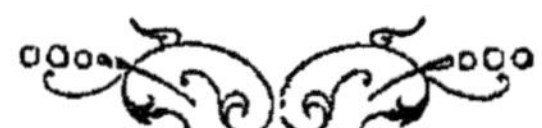

Je ne viens pas, après Sydenham et les travaux si remarquables de nos auteurs modernes, présenter une nosographie de la goutte. Les symptômes, la marche, la terminaison & les complications de cette maladie, ont été retracés par des observateurs d'un si grand mérite que je ne pourrais en reproduire ici que de pâles copies.

Encore moins ai-je la prétention d'annoncer aux goutteux un nouveau spécifique et de tendre, dans cette étude, à un but de spéculation industrielle.

Je veux seulement indiquer à mes confrères en souffrances, présents et à venir, le régime qui me semble constituer la vraie prophylaxie de la goutte.

L'expérience de plusieurs siècles a démontré la vanité et le danger des remèdes soit-disant héroïques contre cette affection. J'aime mieux me borner à de l'hygiène simple que d'avoir à courir après cette pierre philosophale.

Quant au résultat, c'est-à-dire à l'importance qui pourra être attribuée à ce petit travail, je dirai avec Apulée :

« Omnibus bonis in rebus, conatus fuit semper in laude, eventus in casu. »

Ire PARTIE.

Proposition formulée par l'auteur, appuyée par la statistique.

Il y a 37 ans que je pratique la médecine à Commercy, petite ville de 4500 habitants. La goutte y est commune ; je ne saurais dire si elle y est, relativement, plus fréquente qu'ailleurs.

Goutteux moi-même, j'ai dû supputer, bien des fois, les causes de cette vilaine affection. Longtemps je me suis rallié aux croyances vulgaires et j'ai vu son étiologie dans l'abus, absolu ou relatif, des boissons vineuses ou alcooliques, dans une alimentation trop abondante ou trop riche, dans les variations thermométriques ou hygro-métriques de l'atmosphère, etc.

Aujourd'hui, en présence d'une statistique, rigoureusement établie, je n'hésite pas à formuler la proposition suivante :

— La goutte est le triste privilège des gens oisifs ou trop peu agissants, surtout de ceux dont la profession ou la position sociale à annulé, en quelque sorte, l'exercice des bras. —

Cette statistique, je la trouve dans ce qui m'entoure.

En remontant à 25 ans en arrière, je compte à Commercy 33 goutteux : 26 actuellement existants, 7 morts. Pour établir un rapport entre les professions et la fréquence de la goutte, j'ai consulté nos listes électorales qui éliminent les femmes et les enfants. Et, la goutte étant fort rare avant l'âge de 30 ans, j'ai établi mes catégories depuis cet âge jusqu'à la vieillesse.

Le nombre total des électeurs compris entre ces deux termes de la vie est de 851.

Ce chiffre se divise en deux classes correspondantes aux professions. Nous les distinguerons, au point de vue de l'exercice musculaire, en professions passives *et* actives, *celle des* oisifs ou *reposants et celle des travailleurs.*

La 1ʳᵉ classe comprend :

Officiers retraités	25
Employés d'administration . . .	89
Rentiers	109
Médecins, pharmaciens . . .	7
Vétérinaires	2
Notaires	3
Professeurs	14
Négociants, commerçants . . .	85

Total 334

La 2ᵉ classe, celle des travailleurs, est représentée par la catégorie suivante :

Cultivateurs des champs . . . 45

Jardiniers 18

Cordonniers 19

Charpentiers, menuisiers, ébénistes 46

Manœuvres 129

Forgerons 69

Cantonniers 6

Brossiers, tourneurs en bois . . 22

Carrossiers, selliers 4

Carriers, maçons 38

Gardes forestiers 7

Boulangers, pâtissiers . . . 17

Serruriers, ferblantiers . . . 11

Plâtriers, cimentiers . . . 30

Employés de chemin de fer . . 33

Tanneurs, corroyeurs . . . 12

Facteurs ruraux, etc. . . . 11

Total . . 517

Combien de goutteux dans la 1re classe ? 31

Combien dans la 2me classe ? . 2

Voilà donc le fait brut... la statistique éloquente !

L'Étiologie de la Goutte n'est pas dans les Ingesta.

Plaçons-nous en regard de ces deux divisions si tranchées, et voyons si la différence dans le genre de vie de ces deux classes sociales n'explique pas le triste privilège des uns et l'immunité des autres à contracter la goutte.

Mais, avant d'entamer ce sujet, il importe de relever une erreur, passée à l'état d'axiome par le fait de sa trivialité.

La goutte, dit-on, est la maladie des gens riches, parce qu'ils mangent trop ou vivent trop bien. Elle épargne la classe ouvrière parce qu'elle est forcément sobre et condamnée à une alimentation chétive ou insuffisante.

Cette double assertion n'a qu'une valeur relative : elle est fausse absolument. Elle est loin d'être justifiée par ce que nous observons autour de nous.

Aujourd'hui, et depuis plusieurs années déjà, le travailleur des villes, grâce au progrès de l'industrie, à la multiplication des transactions commerciales, aux travaux qui s'exécutent de toutes parts pour le compte de l'État, des communes ou des particuliers, trouve dans les tarifs et les salaires nouveaux les moyens de satisfaire à son bien-être matériel. Le travailleur des champs, loin de connaître l'ancienne misère, tend tous les jours à se faire riche.

On peut affirmer, à la satisfaction des philantropes, qu'aujourd'hui la classe des travailleurs ne connaît plus les privations. Les salaires augmentant en proportion du prix des denrées de consommation, cette classe vit mieux que celle du petit rentier. dont les ressources limitées restent les mêmes pendant que les denrées renchérissent. Bien plus, un trop grand nombre de travailleurs des villes, peu habitués aux économies de prévoyance, dépensent au jour le jour ce qu'ils gagnent : leurs tables sont mieux servies que celles des petits bourgeois.

Attribuer la goutte à l'usage ou à l'abus du vin ou de l'alcool, c'est se méprendre étrangement en ce qui concerne l'ouvrier des villes et des campagnes. Celui-ci ne se rend pas aux champs, dès le matin, sans avoir assaisonné son premier repas de vin ou d'eau-de-vie. Au dîner et au souper, si l'alimentation n'est pas rafinée on mange beaucoup et l'on boit encore mieux. Le manouvrier des villes ou des campagnes, qui n'a d'autre fortune que ses bras, ne manque pas d'établir pour condition des services qu'il rend : bonne nourriture et vin largement distribué.

Mais, tous ces travailleurs quittent la table pour reprendre leur gymnastique habituelle, les exercices dans lesquels tous les appareils de l'économie développent toutes leurs fonctions. Pour leurs organes, point de surchargé possible. Chez eux la contraction de tous les muscles, continue et souvent forcée, entraîne une expansion pulmonaire et un mouvement circulatoire du sang des plus actifs : dès lors toutes les oxydations qui s'opèrent dans la profondeur des tissus, toutes les combustions qui préparent les excrétions se faisant complètes, l'harmonie se maintient dans un organisme qui répond au vœu de la nature.

Données physiologiques expliquant la pathogénie de la goutte.

Les causes de la goutte doivent donc être cherchées ailleurs que dans la question d'alimentation.

Et, c'est ici le lieu d'en faire la physiologie, d'en étudier les causes intimes ou essentielles. Nous le ferons d'après les données de la science moderne, en dehors de toute *théorie hasardée, et dans les termes les plus succincts.*

Le corps humain est un composé d'appareils d'absorptions et d'appareils de secrétions et d'excrétions.

Il absorbe par toute l'étendue du tube digestif, par la surface de l'appareil respiratoire, par l'appareil urinaire, par la peau.

Tant que l'harmonie, les rapports d'équilibre existent entre les absorptions et les excrétions, il y a santé. La maladie est la conséquence de toute rupture dans cet équilibre.

Dans la goutte, l'excrétion en défaut se constate dans l'une des métamorphoses des principes azotés de l'alimentation : l'acide urique.

Qu'est-ce que l'acide urique ? Ici, nous devons entrer dans l'examen d'actions physiologiques intimes, de celles qui ont rap-

port aux oxydations et combustions qui s'o-
pèrent dans l'organisme humain.

L'acide urique est le produit des trans-
formations incomplètes de la partie azotée
de nos aliments. Il se forme dans le liquor
du sang quand celui-ci se trouve surchargé
de principes dont l'oxydation n'a pu se
compléter. Il y prend en partie la place de
l'urée qui est elle-même un des produits
ultimes de la combustion. Tout ce qui ra-
lentit l'oxydation tend à diminuer la quantité d'urée et à augmenter celle de l'acide
urique. Celui-ci peut s'accumuler en grande
quantité dans l'urine ou être retenu dans les
tissus pour y constituer la diathèse urique.
Aussi, relativement à la goutte, on a constaté bien positivement que l'excrétion de
l'urée et celle de l'acide urique diminue
avant l'invasion de l'accès. Alors, l'acide
s'accumule dans le sang ; il diminue pendant la crise et reprend, dans la convales-
cence ; la proportion de l'état normal.

Ce rôle de l'acide urique et de l'urée dans

la production de la goutte, n'est pas fondé sur des vues hasardées : il repose tout entier sur les données bien positives de la science. Faire la pathologie de la goutte, c'est faire en quelque sorte de la physiologie pure, et l'on citerait difficilement d'autres maladies dont la pathogénésie pût se démontrer, aussi simplement, et sans le secours de théories conjecturales.

Quand Lavoisier, prenant brillamment le pas vers les découvertes modernes, eut constaté le fait de la décomposition de l'air atmosphérique au contact du sang veineux dans les poumons, les physiologistes y virent le principal acte de combustion s'opérant dans l'organisme. Mais, il est prouvé aujourd'hui que l'acide carbonique ne se produit pas dans le sang au contact de la surface pulmonaire, mais bien dans toute l'économie, dans le torrent circulatoire, et plus spécialement dans la profondeur des tissus, par le fait des contractions musculaires. Le phénomène respiratoire pulmonaire ne constitue pas une combustion : c'est au contact des vaisseaux capillaires de l'intérieur que les combustions se produisent, et le sang artériel n'est pour ces tissus que le véhicule de l'oxigène par l'intermédiaire des globules rouges du sang ; de même que le sang veineux est le véhicule qui emporte au loin l'acide carbonique, du dedans au dehors.

Nous terminerons ce sujet par l'extrait suivant de la physiologie Küss et Duval bien propre à faire autorité :

« L'Échange gazeux au niveau des poumons n'est que la résultante des produits des respirations (combustions) partielles qui se passent au niveau des différents départements de l'organisme ; or, comme respirer c'est vivre, c'est fonctionner, la grandeur des échanges gazeux pulmonaires nous donne la mesure de la vie, de l'énergie du fonctionnement de l'organisme en général. Aussi remarque-t-on, selon les circonstances, des *variations assez considérables dans les quantités d'oxigène absorbé ou d'acide carbonique exhalé : ainsi on a pu établir que ces échanges sont en raison directes de l'activité des organes ; qu'ils sont plus considérables dans les veilles que dans le sommeil ; qu'après le repas on absorbe plus d'oxygène on exhale plus d'acide carbonique ; que le mouvement et en général le travail musculaire amènent des échanges à leur plus haut degré ; que le travail intellectuel les augmente aussi, puisque les éléments nerveux consomment de l'oxygène comme tous les autres éléments. »*

Pour nous, toute la pathogénie de la goutte se trouve dans ce résumé.

La nature a créé l'homme pour le travail musculaire.

L'espèce humaine, comme toutes les autres espèces animales, a été créée pour le mouve-

ment, car la nature a mis en nous le besoin du travail musculaire.

Qui n'a ressenti le bien être produit par un exercice un peu forcé, par ces inspirations à pleins poumons, par ces bouillonnements dans tous les membres qui donnent à l'homme le sentiment de sa force, de sa virilité ?

Ce bien être, les oisifs ou reposants ont pu le ressentir quelquefois, à un faible degré, ne fut-ce qu'à la suite d'une promenade d'une ou deux heures qui leur ouvre si bien l'appétit. Mais qu'est cet exercice des jambes, à pas comptés, qui influe à peine sur la circulation abdominale et laisse dans l'atonie tout l'appareil respiratoire ?

Que fait le reposant de ses bras s'il n'a qu'un commerce à surveiller, des écritures à produire ; s'il doit passer une partie de sa journée à faire des visites à pieds ou en voiture ; si, son repas pris, il va faire sa digestion au cercle ou à l'estaminet ; s'il a le goût de la lecture ; s'il aime la sieste et le far niente ?

Les deux appendices supérieurs que la nature lui a donnés restent comme non avenus ; le thorax dont les principaux muscles prennent leurs points d'appui sur les bras, subit lui-même cette immobilité, tandis que l'expansion manque aux poumons resserrés dans leur cage.

Que deviennent, pendant ce temps, les matières assimilables de repas souvent copieux ? Le mouvement circulatoire du sang ne recevant aucune impulsion de la tonicité musculaire, les oxydations restent incomplètes, et les produits qui doivent être excrétés demeurent en surcharge dans le sang. Au jour le jour, cette surcharge augmente plus ou moin vite, suivant l'âge, l'alimentation, le degré d'oisiveté, et les dépôts excrémentitiels se font subitement sur les articulations des membres, ou sur les reins, pour livrer l'oisif aux tortures de la goutte ou de la gravelle.

Chez les travailleurs,

> Ceux dont la lampe, le matin,
> Au clairon du coq se rallume ;
>
> . . . .
>
> Ceux qui, des bras, des pieds, des mains,
> De tout le corps luttent sans cesse...

Chez le serrurier, le charpentier, le menuisier, le forgeron, le maçon, le carrier, le travailleur des champs, etc., les membres inférieurs doivent servir de soutien, de point d'appui aux membres supérieurs, et ceux-ci ne peuvent entrer en action sans que tous les muscles de l'économie y participent. Dans la respiration calme, ordinaire, celle du repos, il n'y a guère, pour agir sur le thorax que les muscles scalènes, avec une partie des grands et petits dentelés supérieurs. Quand les bras sont en pleine action, et amènent des inspirations énergiques et forcées, on voit intervenir les sterno-mastoïdiens, les pectoraux, le grand dorsal et, en général, tous les muscles qui, prenant un point fixe sur les bras, tendent à dilater la cage thoracique en élevant les côtes et le sternum. Les poumons, contenus dans cette cage, suivent eux-mêmes l'expansion ; leurs capillaires y constituent une large nappe sanguine où les globules rouges du sang viennent se charger d'oxigène tandis que le sérum dégage son acide carbonique. De ce double effet doivent résulter des oxydations et des excrétions plus complètes des produits de désassimilation.

La surcharge urique n'est donc pas à craindre pour le travailleur. Il a à redouter, au contraire, que des travaux exagérés, disproportionnés à ses forces, ne produisent chez lui des troubles inverses, et qu'une élimination trop forte d'urée ne l'expose aux fièvres de mauvais caractère.

Commentaires de la Statistique.

Les données physiologiques que nous venons d'exposer sont d'accord avec la statistique pour démontrer l'étiologie de l'affection qui nous occupe.

Replaçons-nous en face de nos trente-trois goutteux et, des particularités qu'offrent le cas de quelques-uns, voyons quelles inductions l'on peut tirer qui soient la confirmation de nos appréciations précédentes et qui puissent nous éclairer à l'égard des causes prédisposantes ou occasionnelles de la goutte.

Dans le nombre de nos goutteux se trouvent des affligés à tous les degrés. Nous les divisons en quatre groupes décroissants suivant l'intensité de la maladie et la gravité des cas.

Le premier groupe comprend 7 morts (de

55 à 72 ans) — 2 militaires retraités — 3 négociants — 1 employé retraité — 1 médecin.

Trois de ces malades furent oisifs et vivant bien : les 3 négociants demi-oisifs.

Deux furent estropiés par la goutte au point de ne pouvoir quitter leurs domiciles. Les autres, à moitié perclus, succombèrent à des complications internes, à des affections du cœur ou du foie.

Le médecin présente un cas bien remarquable.

Jusqu'à 68 ans, il avait mené une vie active appuyée sur une forte santé. Il travaillait beaucoup dans son jardin où il avait installé à son usage, un petit atelier de menuiserie. A 68 ans, la cataracte s'implanta dans ses yeux, et le condamna au repos. Des accès de goutte s'ensuivirent et le laissèrent pour ainsi dire sans répit, jusqu'à sa mort qui eut lieu à 73 ans.

Le deuxième groupe est celui des claudicants, *au nombre de 6 (de 45 à 75 ans) — 3 négociants — 2 rentiers — 1 retraité.*

Il comprend des cas en pleine voie de cachexie goutteuse, à accès aigus, répétés à peu près tous les ans. Le plus âgés des six est sédentaire forcé avec demi-ankylose des pieds, des genoux et des mains.

La plupart vivant bien et demi-oisifs. Le plus âgé, qui est en même temps le plus affligé, a eu pendant longtemps une vie active. La goutte des mains a dû lui être funeste.

Troisième groupe (7 cas de 35 à 68 ans) — 3 négociants — 2 employés de bureaux — — 1 jardinier — 1 ferblantier — 1 médecin.

Accès aigus, plus ou moins fréquents, ne laissant pas de lésions articulaires qui aient compromis la marche et établi la claudication chronique.

Plus d'exercices musculaires que chez les précédents.. Vivant bien.

Le jardinier, quoique travaillant des bras, se trouve dans une position de for-

tune qui le dispense des gros travaux de son établissement.

Le cas du ferblantier est aussi remarquable. Cet ouvrier travailla de ses bras et suffit seul à sa besogne jusqu'à l'âge de 50 ans; à cette époque, il fut atteint d'une ophtalmie de longue durée qui l'obligea de remettre son travail à un aide. Le repos trop absolu où il fut condamné le rendit goutteux.

C'est aussi dans ce groupe que je vais figurer moi-même, et offrir un exemple des résultats que pourrait donner l'exercice musculaire bien suivi.

Grâce à mon jardin dont la terre, en certaine partie, n'est retournée que par moi, et dont les arbres ne connaissent que ma main qui les taille et les approprie; grâce au plaisir réel que je trouve dans ces occupations, j'ai pu, pendant trois ans, éviter la goutte. Malheureusement, l'hiver de 1876-77, fut tellement humide et pluvieux que, pendant quatre mois, le jardin fut inabordable. La raison m'inspirait bien d'autres travaux des bras : je les trouvais sans attrait, et mon incurie me valut de passer le mois d'Avril et une partie de Mai sur mon dos par une succession d'accès sur les pieds et sur les genoux.

Quatrième groupe (de 32 à 65 ans). 11 cas. 3 négociants — 2 pharmaciens — 1 médecin — 2 employés de bureaux — 2 retraités — 1 rentier.

De ces 11 membres qui n'ont à subir que des accès faibles et de peu de durée, sept peuvent être considérés comme entrant dans la carrière goutteuse (de 32 à 55 ans). Les quatre autres (de 50 à 65 ans) doivent, sans doute, à une vie demi-active, le bénéfice d'une affection jusqu'alors bénigne et laissant du répit.

L'avenir est à ce groupe...

A ces 33 cas, observés dans notre localité, nous en ajoutons deux autres, du voisinage, bien remarquables aussi parce qu'ils ont été pris dans un personnel dont les attributions différentes sont des plus tranchées.

On sait que, dans les gares de chemin de fer, les hommes d'équipe sont soumis à des exercices musculaires des bras et des jambes, pour ainsi dire incessants. — Les chefs et sous-chefs, au contraire, n'ont que des fonctions de surveillance ou des écritures à tenir. Or, dans une gare voisine de Commercy, à l'époque où j'étais médecin de la Compagnie de l'Est, le chef, âgé d'environ 40 ans, et le sous-chef, d'environ 32 ans, étaient goutteux l'un et l'autre. Ils attribuaient leurs affections aux courants d'air et aux refroidissements auxquels ils étaient exposés. Mais, les hommes d'équipe, au nombre de 12, soumis aux mêmes influences ne comptaient pas un seul goutteux.

Cette petite statistique est encore significative.

Vues de Sydenham sur la nature de la goutte.
Données de la science moderne.

—•◦•—

Sydenham, ce profond observateur qui vivait à l'époque où florissait l'humorisme, bien longtemps avant les découvertes de Lavoisier, avait pressenti la vraie théorie de la goutte.

Que, dans les passages suivants de son Traité on remplace les idées de coctions par celles d'oxydations; que l'oxigène y joue le rôle de l'esprit vital, et l'on verra qu'elle fut la pénétration de l'Hypocrate anglais.

« Après avoir examiné, dit-il, avec toute
» l'attention possible, les divers phénomènes
» de la goutte, il me paraît que sa cause
» est un défaut de coction dans les humeurs
» par la faiblesse des solides; car ceux qui
» sont sujets à cette maladie, étant des
» gens ou usés par l'âge, ou qui, par leurs

» débauches, se sont attirés une vieillesse
» prématurée; ils manquent universellement
» d'esprits animaux qui ont été épuisés par
» les excès de la jeunesse. De plus, le grand
» âge ou la paresse, leur a fait interrompre
» ou abandonner les exercices du corps ; d'où
» il arrive que les humeurs nuisibles que
» l'exercice dissipait auparavant, séjour-
» nent dans les vaisseaux et deviennent une
» semence de la goutte. »

Sans doute l'immunité de la classe des travailleurs, comme fait d'observation généralisée, avait échappé à Sydenham, comme à tant d'autres, avant et depuis lui. Mais, parmi les moyens prophylactiques qu'il conseille, il n'en met pas moins, en première ligne, l'exercice musculaire.

« De tous les moyens capables de prévenir
» l'indigestion des humeurs, et de donner
» de la vigueur au sang et de l'élasticité
» aux parties solides, il n'en est aucun qui
» égale l'exercice du corps. Cet exercice pa-

» *raîtra sans doute une chose bien fâcheuse*
» *à un vieillard faible qui, outre qu'il ne*
» *saurait presque se remuer, souffre encore*
» *de cruelles douleurs. Sans cela néanmoins*
» *tout le reste sera inutile, les accès ne tar-*
» *deront pas longtemps à revenir, et la*
» *pierre, qui est encore plus dangereuse et*
» *plus cruelle que la goutte se formera aisé-*
» *ment.* »

Nous trouvons dans le Nouveau Dictionnaire de Médecine et de Chirurgie pratiques *un article très-étudié et profondément pensé, signé de deux noms d'une bien grande notoriété :* Jaccoud et Labadie-Lagrave.

Nous y emprunterons quelques passages, propres à appuyer nos précédentes appréciations.

« *La cause de la goutte, disent ces savants*
» *auteurs,* est une hygiène vicieuse *qui a pour*
» *effet de surcharger l'organisme d'acide*
» *urique, produit de la combustion incom-*
» *plète des matières azotées.*

» *Cette surcharge est aussi rapide et aussi*
» *forte que possible, lorsque les deux condi-*
» *tions qui l'engendrent sont simultanément*
» *réalisées, c'est-à-dire lorsque l'excès de*
» *l'alimentation azotée coïncide avec cer-*
» *taines habitudes qui restreignent les com-*
» *bustions organiques ; il est clair que cette*
» *seconde condition est même plus puissante*
» *que la première ; vainement en effet, l'in-*
» *jection des albuminoïdes restera dans les*
» *limites quantitatives convenables eu égard*
» *à la constitution de l'individu, si ces sub-*
» *stances ne sont pas régulièrement élabo-*
» *rées, la dyscrasie n'en surviendra pas*
» *moins.*

» *L'absence d'exercice physique, la vie*
» *confinée qui limitent l'activité de l'hé-*
» *matose, l'abus de l'alcool, du thé, du*
» *café, agents d'épargne qui restreignent*
» *la puissance digestive et les combustions*
» *organiques, sont les circonstances les plus*
» *propres à amener la surcharge urique ;*
» *s'il s'y joint l'excès dans la quantité des*

» *aliments ingérés, l'hygiène vicieuse est*
» *réalisée dans toute sa puissance et la dys-*
» *crasie est certaine ; elle peut n'être que*
» *temporaire et peu nocive si les conditions*
» *de vie sont modifiées en temps opportun ;*
» *mais, dans le cas contraire, le vice nu-*
» *tritif devient définitif, il acquiert la*
» *puissance de* l'habitude organique, *et quand*
» *bien même l'hygiène serait régularisée,*
» *la dystrophie n'en subsiste pas moins.* »

On pourra donc considérer comme une grande présomption de notre part d'oser prétendre à pénétrer la pathogénie de la goutte quand des savants aussi sérieux, bien imbus de la théorie de Garrod, *ont décliné pour eux-mêmes cette prétention. Sans doute il restera toujours quelque obscurité dans des phénomènes qui se rattachent aux actes intimes de la nature, et nous ne saurons* le tout de rien, *comme l'a dit* Montaigne. *Mais, nous répéterons ce que nous avons exprimé déjà : qu'il est peu de maladie dont la pathogénie soit aussi bien éclairée que l'est aujourd'hui celle de la goutte.*

Nous quitterons ce sujet pour continuer l'étude de sa prophylaxie en passant à l'examen de ses causes prédisposantes et de ses causes occasionnelles.

IIe PARTIE.

Causes prédisposantes et occasionnelles.

Les conditions qui prédisposent à la goutte sont de deux ordres : prédispositions innées ; prédispositions acquises.

Les premières ont rapport à l'hérédité, à l'âge, au sexe, au tempérament. *En tant qu'elles se relient à l'organisation primitive, elles ne sont guère susceptibles de se voir modifiées par les règles de l'hygiène.*

Les prédispositions acquises résultent des influences comprises dans les Ingesta, *les* Gesta, *les* Percepta, *c'est-à-dire dans le mode d'alimentation, dans les habitudes sociales et professionnelles envisagées au physique et au moral, dans le* modus vivendi, *en un mot.*

Les causes occasionnelles, représentées par les Circumfusa, *se trouvent dans les saisons, les variations de température, les refroidissements.*

Hérédité.

Le fait de l'hérédité dans la goutte est généralement admis par ceux qui en ont étudié les causes « Podagra sœpè fluit à parentum initio, » *a dit van Helmont.*

Robert Hamilton et Cullen considèrent l'hérédité comme la seule cause réelle et fondamentale de la goutte. La statistique de Scudamore, celle de l'Académie de Médecine, celle de Garrod tendent à démontrer la fréquence relative de la transmission héréditaire. — Cette manière de voir pourrait avoir son exagération.

Pour beaucoup d'auteurs le principe de

l'hérédité a servi à expliquer comment certains individus sont devenus goutteux, bien que leur genre de vie n'admette aucune des causes connues de la goutte. Il nous semble bien difficile, vu la multiplicité de ces causes, d'affirmer que certains individus les évitent toutes. Il en est qui peuvent rester inavouées et sur lesquelles, d'ailleurs, la discrétion ne permet pas toujours d'interroger les malades. Le médecin qui est appelé à constater un premier accès de goutte ne rencontre-t-il pas, assez souvent, chez le patient, une répugnance à se reconnaître goutteux ? — Les anciens, dit Guilbert, éprouvaient cette répugnance bien plus que nous encore. « Tous les antiques historiens de la goutte nous font faire cette remarque, et cela tenait, ce me semble, à ce que, chez les anciens, ces causes de la goutte qu'on pouvait appeler honorables, comme la vie sédentaire, consacrée à l'étude des lettres ou à des spéculations philosophiques étaient presque inconnues.

C'est à la chasse et auprès de ses filets que Pline écrivait ses lettres si polies. Il faut le dire, à la honte des goutteux d'Athènes et de Rome, qu'ils étaient goutteux, en général, pour avoir trop mangé et trop bu; et ils avaient quelque peine à convenir qu'ils étaient goutteux, comme on fait quelque façon pour confesser que l'on a été intempérant. »

Il est piquant de lire dans la correspondance de Guy Patin, de ce malin docteur dont le nom du cardinal Mazarin échauffait sans cesse la bile : Laborat ille purpuratus Chiragra et podagra; *ce que je dis sans prétendre d'être excommunié, bien que dans le droit canon il y ait :* « qui dixerit Episcopum podagra laborare, anathema esto... » *En considération des causes, les membres du haut clergé ne voulaient pas être reconnus goutteux... dans ce temps-là ! Un peu plus tard, suivant* La Fontaine, *la goutte mal menée par un pauvre homme.....*

> . . . . Va tout droit se loger
> Chez un prélat qu'elle condamne
> A jamais du lit ne bouger.

Au reste, la transmission héréditaire n'est pas admise par tous les auteurs. Cadogan la niait. Pour nous, elle est loin d'être démontrée par les observations que nous avons sous les yeux.

Un fait, très-intéressant dans la question, est le suivant, tiré des lettres de Loubet et rapporté par Guilbert : « Un père goutteux engendra deux fils jumeaux qui devinrent comme lui grands et bien faits. Ces deux frères se ressemblaient, mais non d'inclination, et ils menaient une vie fort différente. L'un vécut avec son père ; il contracta ses goûts : il fut bientôt attaqué de la goutte. L'autre, obligé de vivre sobrement et de faire de l'exercice, en fut préservé toute sa vie. »

Donc, adhuc sub judice... non pas la question de l'hérédité qui se constate dans la plupart des maladies, mais celle d'extrême fréquence de la goutte héréditaire, comparée à celle de la goutte acquise par le fait d'une hygiène vicieuse.

Age et Sexe.

Il est généralement admis que la goutte est particulière à l'âge adulte et qu'on ne l'observe guère, avec tous ses caractères, avant l'âge de 30 ans. Cependant, des excès vénériens peuvent l'amener plus tôt, et, c'est peut être dans ce sens qu'Hypocrate a formulé son aphorisme : « Puer podagra non laborat ante veneris usum. »

A l'égard des sexes, Hypocrate a dit aussi : « Mulier podagra non laborat nisi ipsam menstruœ defecerint. » Il est certain que la vraie goutte articulaire, à crises aiguës périodiques, ne se rencontre guère que chez les hommes. On ne la voit sur les femmes, dit Guilbert, que par une exception fort rare, et seulement chez celles qui se rapprochent des hommes par leur constitution, chez les viragines.

Ici, je n'ai observé, sur le sexe féminin, que deux cas de goutte asthénique primitive, fixée d'emblée sur les articulations, sans douleur, ou n'en faisant éprouver que par le mouvement forcé. Cette sorte d'affection rentre-t-elle bien dans notre sujet ? N'est-ce pas du rhumatisme noueux ?

Tempérament.

Le tempérament qui, suivant la plupart des auteurs, prédispose le plus à la goutte est le tempérament lymphatico-sanguin. Ses attributs sont : Cheveux blonds ou châtains; peau blanche, fine, peu couverte de poils; articulations des membres grosses et fortes ; tête volumineuse ; passions vives ; esprit actif et corps paresseux.

Sur nos 33 goutteux, 28 présentent assez bien ce cachet caractéristique. Les 5 autres ont les cheveux noirs, la peau brune et le tempérament bilioso-nerveux. Mais tous, sans exception, ont offert de bonne heure une tendance à l'embonpoint, et ont pris de gros ventres.

Nous n'avons pas un seul goutteux à tempérament sec et maigre.

Modus vivendi. — Ingesta. — Gesta. — Percepta.

Cette dénomination générale comprend : l'alimentation, c'est-à-dire la dose et la nature des aliments ; le régime des boissons ; les travaux intellectuels et les émotions morales ; l'excès des plaisirs vénériens ; la vie sédentaire et l'exercice insuffisant.

Le mode d'action de ces diverses causes ayant été exposé par MM. Jaccoud et Labadie avec toute la science, toute l'autorité qui se rattachent à leurs noms, nous ne pouvons mieux faire que de mettre à profit leur remarquable rédaction.

« De tous temps, disent ces Messieurs, on a regardé comme une des principales causes de la goutte l'ingestion d'une trop grande

quantité d'aliments. *Chacun sait qu'à la suite d'un repas copieux, la proportion d'acide urique augmente et qu'il diminue sous l'influence du jeûne. Plusieurs observateurs, entre autres Lehmann, ont constaté qu'une alimentation animale augmentait la proportion d'acide urique et d'urée ; que l'exercice tendait à augmenter la proportion de l'urée, à diminuer celle de l'acide urique. Il est d'observation vulgaire que la goutte est rare chez les habitants des campagnes qui fatiguent beaucoup et mangent peu de viande, tandis qu'elle est, au contraire, fréquente chez les gens qui abusent des mets fortement épicés ou qui ont pour habitude de prendre une quantité d'aliments bien supérieure à celle qui leur est nécessaire.*

« *On a aussi considéré comme favorisant la discrasie urique,* l'abus des corps gras et des sucres. *Ces substances ayant une très-grande affinité pour l'oxigène, nuisent à l'oxidation des matériaux azotés et partant* la combustion de ces matériaux reste incomplète. »

« *Le* régime des boissons *exerce une influence différente suivant que celles-ci sont simplement alcooliques ou fermentées.*

L'usage immodéré du vin *a été incriminé depuis bien des siècles. D'après Garrod, on pourrait même se demander si jamais il se serait produit un cas de goutte, si l'on n'avait abusé des boissons fermentées. Cet éminent observateur croit, d'après sa propre expérience, que les boissons distillées, telles que le rhum, le cognac, l'eau-de-vie ont peu ou point d'action sur le développement de la goutte, tandis que l'influence du vin ou des bières fortes serait manifeste. Il se fonde sur le fait, généralement connu, qu'en Écosse et en Irlande on boit beaucoup d'eau-de-vie de grains et que la goutte y est très-rare, tandis qu'elle est très-fréquente en Angleterre où l'on consomme beaucoup de vin ou d'ale. — En Suède où l'alcoolisme* est si fréquent, d'après Magnus Huss, il n'est pas question de cette maladie : il en est de même en Danemarck, en Russie, en Pologne.

« *Les* travaux intellectuels, *les émotions morales, une grande contention d'esprit ont toujours occupé une place importante dans l'étiologie de la goutte. On retrouve en effet, dans son martyrologe les noms de savants illustres, de profonds penseurs, de grands hommes d'État, tels que Sydenham, Harvay, Franklin, Kant, Leibnitz, Milton, etc. Les spéculateurs et les grands industriels, dit Braun, dont le sort dépend des variations de la Bourse ou des flots de la mer, sont très-sujets à cette maladie.*

» *On a regardé l'excès des plaisirs vénériens comme une cause de goutte. Les plaisirs de l'amour accompagnent souvent ceux de la table ; ils se prêtent ainsi une influence mutuelle fort délétère et toujours pernicieuse*

aux vieillards. C'est probablement au con-
cours de l'ivresse des festins qu'il faut
attribuer ici le rôle principal. « Undè Bacchi
Veneris que filia salutatur à poetis podagra, » *a*
dit van Swieten. »

La vie sédentaire et l'exercice insuffisant *peu-*
vent être rapprochés des causes précédentes.
Cadogan les range au nombre des plus im-
portantes dans la production de la goutte.

Bien que nous ayions, par anticipation,
examiné déjà cette question, nous croyons
nécessaire d'y revenir encore, afin de bien
préciser, au point de vue de l'hygiène, notre
donnée particulière, à savoir : l'exercice des
membres supérieurs et les réactions qui en ré-
sultent sur l'appareil respiratoire et, par
suite, sur les combustions intimes.

Des différents exercices du corps, l'équi-
tation est considérée par Sydenham comme
préférable à tous les autres. Il a souvent
pensé, dit-il, qu'un homme qui connaîtrait
un remède aussi efficace pour la goutte que

l'est l'exercice du cheval, et qui voudrait en faire un secret, pourrait aisément ga- gner beaucoup de bien. Il ajoute, « que ceux qui ne peuvent pas aller à cheval, doivent aller en carrosse, ce qui revient presque au même. » Ici, l'importance de l'action mus- culaire lui échappe à grand tort. L'exercice en voiture est vraiment trop passif ; il re- pose les muscles plus qu'il ne les occupe ; c'est un far niente complet, surtout dans ces quatre ou huit ressorts où la circulation n'a pas même l'avantage de quelques secousses. L'exercice, dans ce cas, est pour le cheval, et c'est par une figure de rhétorique, bien singulière, qu'on l'attribue à l'homme. Plus la civilisation multipliera les voitures de luxe, plus il y aura de goutteux. Les mé- decins les plus occupés, qui ne font leur clientelle qu'en voiture, en savent quelque chose ; et c'est dans leur personnel que, re- lativement à la profession, on compte le plus de podagres.

Entre les exercices, ceux qui sont forts

ne doivent, dit Guilbert, être pratiqués que sur la fin des digestions et lorsque les fonctions excrétoires commencent à entrer en jeu. L'exercice du cheval conviendra surtout. Les exercices qui exigent peu de mouvement et d'efforts, comme le billard, la promenade, sont utiles immédiatement après le repas. Le jardinage est bien certainement une des occupations les plus recommandables. Ceux qui en auront le goût y trouveront l'utile, pour leur santé, joint à l'agréable. Mais, le jardinage n'est pas de toutes les saisons. Heureux ceux qui pourront ou sauront se créer at home un succédané du jardinage dans un petit atelier de menuiserie ou qui auront le courage de fendre et scier eux-mêmes le bois de chauffage pour la consommation de chaque jour.

J'ai lu quelque part que le poète anglais Adisson avait fait établir, dans sa demeure, une cloche sans battant dont il s'exerçait à tirer la corde plusieurs fois par jour. Ce moyen original n'a rien de séduisant; j'aimerais autant faire de l'escrime contre quoi que ce fut.

Par raison, peut être plus que par goût, notre époque a remis en honneur les exercices gymnastiques, et la philantropie ne peut que l'encourager dans ces tendances. Si l'élan donné de toutes parts se maintient et se développe, non-seulement pour la jeunesse mais pour les âges mûrs, les générations qui devront nous suivre en auront reçu le cachet d'un perfectionnement physique ayant pour conséquence la force et la santé. Mais, les exercices gymnastiques ne peuvent être à la portée de ceux auxquels la souffrance vient s'ajouter à la vieillesse. Pour eux l'art moderne, fertile en expédients, a inventé la gymnastique de chambre : que ceux donc qui le peuvent en fassent leur profit.

Évidemment, les exercices seront appropriés à l'état du goutteux qui doit savoir les choisir luimême eu égard à ses aptitudes. Lorsqu'on veut, dit Guilbert, s'en faire *vraiment un moyen de guérison, il faut s'y livrer franchement, et ne craindre qu'une chose, à savoir, de n'en pas faire assez.*

Voici un exemple à suivre à cet égard ; il est tiré des lettres de Loubet :

« Un jeune homme, à l'âge de 25 ans, était de la grosseur la plus énorme et la plus considérable dont on puisse se faire une idée. Il était fils unique, riche,... et eut une attaque de goutte qui l'effraya ; il prit son parti, et chercha son remède dans l'exercice. Le lundi, il jouait à la paume pendant trois ou quatre heures de la matinée ; le mardi, il donnait le même temps à jouer au mail ; le mercredi, il allait à la chasse ; il montait à cheval le jeudi ; le vendredi, il faisait des armes ; le samedi, il allait à pied à l'une de ses terres, éloignée d'environ trois lieues, et en revenait le dimanche aussi à pied. Le remède fut si bon qu'au bout de dix-huit mois, il se trouva d'une taille très-ordinaire. Il se maria. Il a continué ses exercices qui l'ont débarrassé des humeurs dont il était engorgé ; et, d'une masse presque informe, il se fit un homme dispos et vigoureux, exempt de la goutte et jouissant d'une parfaite santé. »

Causes occasionnelles.

SAISONS. Circumfusa. *La fréquence plus grande des accès de goutte en automne et surtout au printemps, a été constatée par Hippocrate :* « Dolores podagrici vere et automno ferè moventur. » — *Parmi les modernes, plusieurs ont pensé que la goutte était le résultat de l'action du froid pendant l'hiver. Elle s'explique par la prédominance des vents d'ouest et du nord, par les variations accentuées de température, par l'humidité de l'air et des habitations.*

Toutefois, nous pensons, avec Guilbert, que de telles causes ne suffisent pas pour déterminer la goutte proprement dite ; beaucoup d'attaques préparées sous d'autres influences que celles des Circumfusa se manifestent, par l'action de ces influences sous l'impression du froid. Borrichius raconte avoir vu un homme atteint de la goutte au poignet pour avoir écrit pendant quelques heures sur une table de marbre.

Qu'une action débilitante quelconque vienne à agir sur un individu ainsi prédisposé, l'attaque se produira. Or, cette action débilitante appartient aux ingesta quand une indigestion l'amène; aux excreta lorsque les organes excréteurs, la peau, les reins, ont été directement ou indirectement affaiblis. Cette action débilitante peut même dériver des gesta; car, si des exercices modérés excitent et développent les forces, des exercices violents et inaccoutumés les épuisent et débilitent le corps. La même réflexion est à faire à l'égard des percepta; si les affections douces et modérées sont salutaires et fortifient, les passions violentes nous affaiblissent rapidement: c'est ainsi que des sentiments de terreur ou d'une extrême colère ont déterminé des accès de goutte.

On voit que, sous ces divers rapports, les causes occasionnelles se confondent souvent avec les causes prédisposantes.

Les influences relatives aux Circumfusa, et surtout aux variations atmosphériques, offrant, dans notre localité, des dispositions très-accentuées, il importe qu'au poinl de vue des causes occasionnelles, nous en fassions une étude spéciale.

La ville de Commercy est située sur la vallée de la Meuse à l'exposition nord-est. Au sud, au sud-ouest et à l'ouest, elle est abritée par des coteaux couronnés de vastes forêts distantes de 2 à 3 kilomètres. Au nord et à l'est, et dans les points intermédiaires, elle correspond au vide de la vallée. Celle-ci, large en moyenne de 1500 mètres, est parcourue par deux bras de la Meuse et par une prairie très-fertile.

En hiver, les débordements sont fréquents, et les alluvions qui restent sur le sol expo-

sent la population aux fièvres intermit-
tentes surtout quand les vents du nord-est
s'établissent après de longues pluies.

On peut dire, en étudiant la météoro-
logie et la topographie de Commercy, que
les grands avantages de son exposition sud,
sud-ouest et ouest, détruisent efficacement
les inconvénients de son exposition nord-
est. Les vents d'est et de nord lui sont fa-
vorables en balayant les émanations de la
vallée. Ceux de sud, de sud-ouest et d'ouest
lui apportent l'air purifié par les forêts.
Enfin, au sud-ouest existe une promenade
garnie de tilleuls séculaires, et qui va de
la ville à la forêt dans l'étendue de près de
trois kilomètres. Les habitants de Commercy
attribuent, avec quelque raison, leur immunité en temps d'épidémie, à cette ma-
gnifique plantation qu'ils doivent à leurs
seigneurs des siècles précédents.

Ce qui doit résulter de ces conditions
physiques, et ce qui existe, en effet, pour
ommercy, ce sont de grandes variations

dans les mouvements de l'atmosphère, et, par suite, dans la température et l'état hygrométrique de l'air. A cet égard, le voisinage des Vosges ne peut qu'ajouter aux causes de refroidissement.

Les conséquences sont : une disposition très-grande aux bronchites à forme catharrale. Quand celles-ci, par suite de négligence, ou par les effets de l'âge, tournent en broncho-pneumonie, elles sont souvent mortelles. Les tuberculeux rencontrent aussi chez nous un séjour funeste : la phtisie pulmonaire y marche à grands pas.

Mais, c'est surtout par la fréquence des affections goutteuses et rhumatismales que Commercy a sa physionomie morbifique bien caractérisée. Si la multiplicité de ces affections, au printemps, leur donne le caractère d'affections saisonnières, nos goutteux et nos rhumatisants savent bien que l'été, l'automne et l'hiver, sont loin de les laisser dans une entière sécurité.

A côté de ces affections qui s'emparent du

terrain arthritique, on voit apparaître aussi les rhumastismes musculaires et fibreux. Le lombago est leur forme la plus ordinaire.

Puis, à certains moments, c'est le tour des névralgies, celle des nerfs intercostaux, celle du nerf sciatique, celle du nerf trifacial, toujours unilatérale. La plupart ont pour caractère commun des axacerbations nocturnes ; et la névralgie faciale présente, presque toujours, une périodicité bien tranchée, ou, au moins, une rémission prononcée dans la matinée et dans l'après-midi.

Les influences météorologiques suffisent pour expliquer la fréquence de ces dernières affections. Mais, ces mêmes influences agissent ailleurs que dans notre localité, sur les villages qui bordent la vallée, et la goutte articulaire est loin d'y avoir établi son empire comme à Commercy.

Longtemps j'en ai cherché les causes, et,

à un moment donné, je croyais avoir mis le doigt sur la plaie.

Né à Commercy, mes souvenirs d'enfance ne m'y faisaient pas voir des goutteux comme j'y en ai vu depuis 25 ans. Or, il était arrivé qu'à partir de 1840, le régime des eaux alimentaires avait été complètement changé. Jusqu'en 1840, il n'y avait que deux fontaines qui alimentassent deux quartiers de la ville ; tous les autres quartiers buvaient des eaux de puits. L'administration locale, ayant cru devoir mettre à profit un réservoir d'eau de source, existant dans la forêt, amena ces eaux sur les différents points de la ville, et tous les puits publics furent supprimés.

A première vue, de ce point de comparaison, je me serais écrié, comme Archimèdes : Euréka... Mais, bientôt, il fallut compter avec les observations ; bientôt j'eus à reconnaître : que, la plupart de nos goutteux n'étaient pas des buveurs d'eau ; que, plusieurs n'en buvaient guère qu'avec leur absinthe ; que, le plus âgé et le plus affligé n'avait jamais bu d'autre eau que celle de nos premières fontaines... Et, la belle théorie que j'allais fonder sur l'analyse de nos eaux très-calcaires s'évanouit comme la fumée du train qui passe.

Je suis donc resté en présence de cette question : Pourquoi la goutte articulaire est-elle si fréquente à Commercy ?... C'est alors que mon attention s'est portée sur les diverses professions et que la statistique est venue me dévoiler le grand rôle que le défaut d'exercice musculaire joue dans la production de la goutte. Je suis à peu près convaincu, qu'en dehors des populations rurales et de la classe ouvrière, les mêmes causes produisent les mêmes effets sur les oisifs des autres villes. La confirmation de ce fait, par d'autres statistiques, n'est pas facile pour moi. Je souhaite que le point de vue que j'ai posé, fixe l'attention d'autres observateurs.

Traitement de la Diathèse goutteuse.

Le traitement hygiénique de la disposition goutteuse découle tout naturellement des notions pathologiques que nous avons exposées précédemment.

Sans doute nous recommanderons la sobriété et la régularité dans les heures des repas, et un régime mixte plus végétal qu'animal ; l'eau pour boisson préférable, si elle est bien tolérée ; sinon l'usage des vins les plus légers, tels que les vins blancs du Rhin ou de la Lorraine. Mais, les exercices physiques, la vie en plein air, sont de première nécessité, surtout pour les personnes qui ne pourraient supporter les rigueurs du régime alimentaire et tout ce que comporte le modus vivendi.

Dans la goutte confirmée, ces prescriptions doivent être rigoureusement observées.

Quant aux moyens pharmaceutiques, nous

n'en parlons qu'avec la plus grande réserve parce que nous sommes convaincus, d'après notre propre expérience, qu'ils peuvent être funestes aux malades qui sont arrivés à la cachéxie goutteuse.

Nous laisserons au passé les produits innombrables qui, successivement, ont eu chacun leur vogue pour aboutir à l'oubli.

Parmi ceux que notre époque a vu fleurir, il en est plusieurs qui ont bsesoin encore de la sanction du temps et de l'expérience. Nous ne nous occuperons que de ceux qui nous semblent pouvoir être conseillés, sans danger pour les malades.

L'Infusion, ou mieux la décoction de café vert, paraît avoir calmé, chez quelques-uns, les douleurs aiguës de la goutte. La dose est d'une cuillerée pour un verre d'eau, répétée deux fois par jour.

L'Écorce de frêne, en décoction, et l'huile de marrons d'Inde peuvent être aussi essayées sans inconvénient.

Le Carbonate de Lithine, à la dose de $0^{gr}25$

à 0ᵍʳ50, d'après Garrod, à dose plus forte, suivant Charcot, prend faveur de nos jours sous l'égide de ces deux grandes autorités. Quelques faits me semblent pvopres à lui donner de l'appui.

Nous avons expérimenté, sur nous-même, que les pilules de Becquerel, adoptées par Trousseau, enrayent très - bien un accès, surtout lorsqu'on en fait usage à nouveau. Mais, au fur et à mesure que l'on avance dans les crises, ce médicament composé de Sulfate de quinine, *de* Digitale *et de* Colchique, *ne conserve son efficacité qu'à la condition que ses doses seront augmentées. C'est là l'inconvénient, le danger.*

Sans doute notre seule expérience n'entraîne rien de conclant, et nous n'hésitons pas à la subordonner à celle de praticiens plus compétents que nous dans la question. C'est pourquoi, nous considérons comme un devoir d'exposer ici le sentiment de MM. Jaccoud et Labadie à l'égard du Colchique.

« Lorsque l'enchaînement de nombreux paro-
xysmes constitue une attaque de plusieurs semaines,
pendant lesquelles le patient est tourmenté de douleurs atroces, il y a lieu de venir à son aide et
c'est dans ce cas que le Colchique trouve son in-
dication la plus utile. Il ne faut pas le donner dès
les premiers jours et l'on doit commencer par des
doses faibles. On emploie l'extrait de semences à
la dose de $0^{gr}20$ à $0^{gr}40$ par jour, la teinture à la
dose de 10 à 20 gouttes, ou le vin dont on donne
de 10 à 50 grammes dans les vingt-quatre heures.
L'extrait est commodément administré sous forme
pilulaire et l'on peut y adjoindre une dose égale de
sulfate de quinine, et une dose moitié moindre de
poudre de Digitale. La médication est continuée
durant trois à cinq jours de suite. Un des meilleurs
modes d'administration du Colchique consiste à le
donner sous forme de teinture de semences dans
une infusion de $0^{gr}25$ à $0^{gr}50$ de feuilles de Digitale
à laquelle on ajoute parfois 2 grammes d'alcoola-
ture d'aconit et une égale quantité de Bromure de
Potassium dans le cas où les douleurs sont intenses
et l'agitation excessive. Ce mélange, conseillé par

notre savant maître Guéneau de Mussy dans le rhumatisme articulaire aigu , a bien souvent , dans nos mains, réussi à calmer les accès de goutte les plus violents. »

Traitement local de l'accès de goutte aiguë.

Cullen réduisait ce traitement à deux mots : « Patience et flanelle. » — Cullen s'en jouait trop à son aise. C'est proscrire les moyens locaux d'une façon trop leste et trop absolue ; c'est refuser l'espoir et la consolation à ceux qui souffrent.

Dans la foule des topiques vantés et recommandés, nous en choisirons, au moins, quelques-uns qui ont constitué, pour nous, des palliatifs utiles. Il faut reconnaître, d'ailleurs, que le changement et la variété semblent nécessaires pour combattre les douleurs de la bizarre affection qui nous occupe. Tel topique qui a donné au patient quelques heures de repos, de béatitude, devient aggravant au moment où le malade s'y attend le moins ; et, c'est souvent par un changement complet du sec à l'humide, du chaud au froid que l'on obtient du soulagement.

En fait d'application locale, la flanelle de Cullen, pour l'enveloppement de la partie malade, peut être remplacée par de l'ouate de coton recouverte d'un taffetas gommé : la transpiration qui en résulte sur la partie souffrante est souvent favorable. L'ouate ou la flanelle peuvent recouvrir des applications d'huile narcotique, de morphine, de jusquiame, de baume tranquille, etc.

Les cataplasmes chauds, émollients ou narcotiques à l'eau de pavot, de tabac, ont l'inconvénient de leur poids. Nous leur préférons des fomentations avec des flanelles d'une épaisseur en rapport avec l'intensité du mal.

Les applications froides ont été recom-

mandées par quelques auteurs ; mais, on s'accorde, généralement, à les considérer comme dangereuses.

Les injections hypodermiques morphinées, constituent un palliatif passager. Nous leur préférons les petits vésicatoires volants à pansement morphiné.

Je me suis bien trouvé moi - même des moyens suivants :

— Fomentation de fleurs de sureau.

— Application d'une solution d'hydrate de Chloral au trentième.

— Compresses imbibées de la mixture suivante :

Cyanure de potassium. . .	15 centigr.
Eau distillée de laurier cerise	30 gr.
Extrait de Jusquiame. . .	6 décigr.
Id. de Stramonium. . .	3 décigr.
Id. d'opium	15 centigr.
Pour l'usage externe.	

Un moyen, auquel nous attachons une grande importance, bien qu'il soit peu recommandé, c'est un cerceau qui abrite la

*partie malade du poids des couvertures. J'ai
vu des crises des plus aiguës arrêtées par
cette simple préservation. De même que j'en
ai vu se calmer en supprimant toute application sur la partie malade.*

Des prétendus Remèdes spécifiques contre la Goutte.

« Nous ne manquons pas, dit Guilbert, de
prétendus spécifiques anti-goutteux, et nous ne
parlerons point de tous ceux qui nous sont donnés
comme tels, bien que les merveilles qu'ils opèrent se présentent à nous étayées de nombreux
certificats ; car on ne doit pas s'arrêter, a dit
avec sagesse un homme de mérite, à des té-
moignages trompeurs ou aux serments même
d'hommes respectables et désintéressés, espèce
de preuve que rejettent tous ceux qui entendent
le sujet, et qui savent que les attestations en faveur
d'un fait médical sont toujours plus imposantes et

plus nombreuses en raison de ce que le fait est douteux ou faux, et que le nombre des spécifiques et l'*évidence* en leur faveur se multiplient exactement en proportion de l'incurabilité de la maladie. Une découverte vraie n'a pas besoin de l'aide de témoignage zélé de personnes officieuses. »

De son côté, Sydenham avait dit : « Si l'on m'objecte qu'il y a beaucoup de remèdes spécifiques contre cette maladie, j'avoue sincèrement qu'ils me sont inconnus; et je crains fort que ceux qui les vantent, ne soyent aussi ignorants que moi. En vérité, c'est une chose bien triste de voir la médecine ainsi déshonorée par l'ignorance ou la mauvaise foi de certains écrivains qui remplissent leurs livres de remèdes frivoles; car dans presque toutes les maladies, on ne manque jamais de trouver des gens qui ont des secrets admirables pour les guérir, et tous ces secrets ne sont au fond que des bagatelles. »

« *Au reste, ajoute-t-il, si l'on trouve que je suis pauvre en remèdes pour la guérison de la goutte, je proposerai ici tous ceux que Lucien a ramassé dans sa pièce comique intitulée* : Tragopodagra. *Il y en a d'internes et d'externes. Chacun choisira ceux qu'il voudra, et il les trouvera peut-être aussi efficaces que la plupart de ceux que certaines gens élèvent jusqu'au ciel. Dans cette pièce, Lucien personnifie la goutte, et la fait ainsi parler à ceux qui se vantent d'avoir des secrets pour la guérir :*

« Qui est-ce qui ne connaît pas la mère des douleurs, l'indomptable goutte, née pour tourmenter les malheureux mortels ? Rien ne peut appaiser mon courroux, ni le sang des victimes immolées sur mes autels, ni la fumée de l'encens, ni les plus riches offrandes. Tous les efforts d'Apollon, ce médecin des Dieux, et ceux de son fils, le savant Esculape, sont inutiles contre moi. De tous temps les hommes ont travaillé à se dérober aux traits de ma colère. Encore aujourd'hui ils n'oublient rien pour cela. Il n'est sorte de moyens qu'ils ne mettent en usage. Les uns se servent de feuilles de *plantain*, de *laitue*, de *pourpier sauvage*; les autres de *marrube*; d'autres d'orties ; d'autres de *grande consoude*. Ils emploient la *lentille d'eau*, les *panais*, les *feuilles de pêcher*, le *pavot*, la *jusquiame*, les *écorces de grenades*, l'*herbe aux puces*, la *racine d'ellébore*, les *feuilles de choux*, le *fenugrec*, la *noix de cyprès*, la *farine d'orge*, celle de *fèves*. Ils ont recours aux *os*, aux *nerfs*, à la *peau*, à la *graisse*, au *sang*, à la *moelle*, au *lait*, et même aux *excréments* des animaux. Quel *métal*, quel *suc d'herbe*, quelle *gomme*, quelle *résine* ne mettent-ils pas en usage? Les uns prennent des médicaments au nombre de quatre ; les autres, au nombre de huit; la plupart au nombre de sept. Les uns se purgent avec de l'*hiera-picra* ; les autres cherchent un remède dans le *nid d'hirondelle*, d'autres ont recours aux *enchantements*, et se laissent tromper par des imposteurs. Tous ces gens-là sont des insensés qui ne font qu'irriter ma colère ; aussi je les traite sans miséricorde ; mais, pour ceux qui n'entreprennent rien contre moi, j'en use avec indulgence et avec bonté à leur égard.

» *Je ne doute pas que ceux qui souffrent*

depuis longtemps les douleurs de la goutte,
désespérant d'une entière guérison, ne s'é-
crient avec le Chœur qui termine cette pièce:

» Redoutable goutte, qui exercez votre empire
dans tout l'univers, jetez sur nous quelque regard
favorable, et ne nous traitez pas impitoyablement.
Faites que nos douleurs soient courtes et légères,
qu'elles ne nous empêchent pas de marcher, et
que l'habitude nous les rende faciles à supporter.
Ainsi, mes compagnons, prenez patience, et ne
vous désespérez pas ; souffrez tranquillement qu'on
se raille et qu'on se moque de vous ; car tel est le
partage des goutteux, on se rit de leurs maux au
lieu d'y compatir. »

Oui, ce travers du public que l'on pour-
rait appeler une aberration de sentiment,
est positif. Le goutteux n'excite guère de
compassion que quand on le voit estropié,
perclus : et encore... c'est la goutte ! On
plaindra celui qui subit une contusion, une
fracture ; on sera ému en voyant pâle,
amaigri et défait le convalescent d'une in-

disgestion prolongée dont il ne dit pas la cause ; mais on n'aborde qu'avec le sourire sur la bouche le goutteux qui peut à peine se traîner après une crise de quinze jours ou trois semaines, et l'on remarque à peine l'altération profonde de ses traits et son amaigrissement. — Eh bien, vous avez donc eu la goutte ?... et l'on rit !

Mais, après réflexion, ces faits ne méritent pas un jugement si sévère : ils ont pour justification cette croyance mal fondée, que la goutte est un brevet de longue vie... Et puis, n'oublions pas que l'idée d'une intempérance quelconque domine la situation, et amène cette pensée : Ah ! mon gaillard ! pour ne pas avoir été assez circonspect, vous avez payé à la goutte votre tribut annuel !

Il y a, cependant, le côté des mauvais plaisants. C'est l'un d'eux qui a travesti, pour les malheureux perclus, ces paroles cruelles : Manus habent et non palpabunt ; pedes habent et non ambulabunt, *sed* clamabunt in gutture suo.

Hélas ! le pauvre patient a pu se dire lui-même : Cibus capiendus est, manus non habeo ; incedendum est, desunt mihi pedes. At dolendum est, sunt et pedes mihi et manus.

Avis donc à ceux qui ne connaissent la goutte que par ses premières menaces et ses faibles débuts. Qu'ils redoutent pour eux-mêmes le moment où ils n'auraient plus qu'à recourir à cette consolation d'Horace :

> Durum ; sed levius fit patientiâ,
> Quidquid corrigere est nefas.

Pour moi, je combattrai autant que je le pourrai, ma diathèse goutteuse, par l'exercice et la sobriété, me réfugiant dans cette pensée de Sénèque : Delinimenta magis quam remedia podagræ meæ compono, contentus si rariùs accedit, et si minùs verminatur.

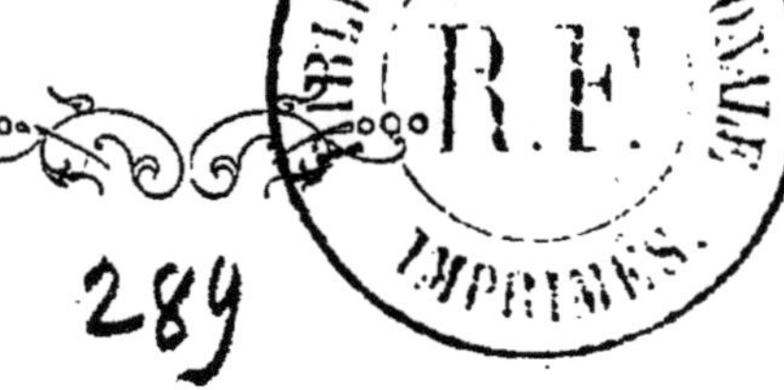

9 782014 036688